DES SOINS A DONNER

AUX PIEDS

Pour prévenir les

CORS, DURILLONS & OIGNONS

DU DANGER QU'IL Y A

De les couper et de les extirper avec l'instrument tranchant

ET DES

BONS EFFETS

DES

LIMES SULFURIQUES DIAMANTÉES

DE

M. MOUSSIER-FIÈVRE, DE PARIS

Breveté pour Invention et Perfectionnement, par **M. DUBOUCHET**

Professeur d'hygiène médicale,
Membre des Sociétés de médecine de Paris, Lyon, Strasbourg, Nantes, Orléans,
Valenciennes et Caen ;
de la Société d'encouragement pour l'industrie française, de celle
des Sciences physiques et chimiques de Paris ;
correspondant de la Société royale des Sciences d'Édimbourg, etc.

QUATRIÈME ÉDITION

PARIS

TYPOGRAPHIE MORRIS ET Cⁱᵉ

64, RUE AMELOT

1863

VÉRITABLES

LIMES SULFURIQUES DIAMANTÉES

DÉCOUVERTE BREVETÉE

s. g. d. g.

Approuvée par les célèbres Médecins de la Faculté de Paris

Reconnue par le célèbre docteur ALIBERT,
Constatée dans un rapport qu'il a consigné dans son grand Ouvrage sur les
Dermatoses (second volume, page 699).
Après en avoir fait usage, il a également approuvé la Brochure du Docteur
DUBOUCHET, sous le titre :

DES SOINS A DONNER AUX PIEDS

Prix de cette Brochure : 50 c.

*Elle est remise gratuitement aux personnes qui achètent la lime, la boîte
et l'étui.*

DANS CET OUVRAGE,

Il démontre combien sont utiles **les véritables Limes Sulfuriques
Diamantées**, et il indique les soins importants que toute personne doit
prendre pour ne pas être gênée dans sa chaussure.

—

*Ce moyen est certain en suivant les prescriptions de la Brochure,
qui se vend avec les véritables Limes Sulfuriques Diamantées*

—

La Lime, l'Étui et la Boîte se vendent 2 fr.

Chaque Lime est accompagnée d'un prospectus indiquant LA MANIÈRE D'EN
FAIRE USAGE.

MAISON A PARIS

Boulevard de Sébastopol; entrée rue Neuve-Saint-Denis, 5

A ROUEN

Place Saint-Sever, 33 bis (Seine-Inférieure)

—

Ces Limes se trouvent ici, chez M
rue   *n°*

AVERTISSEMENT.

—

Les Limes sulfuriques diamantées de M. Moussier-Fièvre nous ont procuré des résultats si prompts et si satisfaisants, que nous avons pensé qu'il était du devoir du médecin consciencieux et honnête de rendre un hommage public à cette précieuse découverte.

Nous avons l'assurance que tous nos confrères, si prévenus pour l'ordinaire, et avec juste raison, contre tout ce qui porte le nom de *spécifique,* s'empresseront d'en faire l'essai, et, à notre imitation, les recommanderont à tous leurs malades, de préférence à l'instrument tranchant, qui, parfois, a été si funeste entre des mains inhabiles.

Les chirurgiens de nos jours dédaignent cette partie délicate de l'art de guérir les maladies des pieds ; cependant, en l'exerçant, ils l'ennobliraient, et le public n'aurait pas le grand inconvénient d'être exposé à être estropié par des personnes qui n'ont aucune connaissance en anatomie et en pathologie. Nous croyons que le moment est arrivé de se passer tout à fait de ces hommes peu instruits, qui n'ont tout au plus qu'une espèce d'habitude routinière de traiter les maladies des pieds.

On verra, en lisant cette petite brochure, où se trouvent expliquées la nature et les causes des cors et durillons, qu'on s'en rendra toujours maître par la simple opération de la Lime sulfurique, et que son usage supplée à toutes les pommades ou onguents, et autres recettes d'ignorants médicastres, qui veulent guérir des excroissances qui n'en sont pas susceptibles, par leurs drogues qui ont causé si souvent des maux réels, soit en retirant les parties, soit en produisant des affections cancéreuses dont nous pourrions citer de nombreux exemples si les bornes de cette brochure ne nous l'interdisaient. Notre intention n'est point d'envelopper dans cette proscription générale quelques pédicures honnêtes qui se contentent d'aller tous les mois, chez leurs pratiques, tailler leurs cors aux pieds avec dextérité, et qui apportent, par cette petite opération, un soulagement momentané aux personnes atteintes de ces diverses affections connues sous le nom de cors, durillons verrues, ou oignons.

L'arsenal de ces pédicures est composé de ciseaux et de pinces de force et de grandeur différentes, de scalpels, dont la lame, immobile sur le manche, se termine, soit par une lame, soit par une langue de chat, soit par une extrémité recourbée, tranchante sur ses deux côtés; d'un grattoir, de bistouris droits et courbés. La plupart de leurs instruments ont pour objet l'extirpation des cors : le grattoir est destiné à nettoyer et à amincir les ongles; l'instrument qu'ils appellent la *fève* est en argent, et sert à enlever la matière grasse qui enduit la peau lorsque les pieds sont sortis du bain.

DES SOINS

A DONNER

AUX PIEDS

POUR PRÉVENIR

LES CORS, DURILLONS ET OIGNONS

CHAPITRE PREMIER.

Des cors.

Le cor est une espèce d'excroissance tuberculeuse, semblable à une verrue plate, qui se manifeste sur les orteils, à la plante des pieds ; quelquefois, mais plus rarement, entre les orteils, particulièrement entre le quatrième et le cinquième. Le cor s'élève sur la peau, et lorsqu'il est ancien, il a souvent une racine dure, tendineuse, qui pénètre plus ou moins profondément, et dans certains cors jusqu'au périoste. *Celse* donnait à cette excroissance le nom de *clou du pied* ; en effet, dans quelques circonstances, sa forme est assez semblable à la tête d'un clou ; les malades comparent assez souvent la douleur d'un cor à celle qui résulterait de la présence d'un clou enfoncé dans les chairs. Lorsque le cor croît entre des orteils, il adhère facilement aux nerfs, aux tendons, et même au périoste, parce que les fibres charnues et le tissu cellulaire sont extrêmement minces dans ces parties. Le cor y devient très-incommode et souvent insupportable.

Comme il est facile de s'en convaincre, le cor est une excroissance organique qui provient de l'épaississement de l'épiderme, altéré par la compression qu'excite la chaussure. Cette compression a lieu ordinairement lorsqu'on porte des souliers trop étroits et surtout trop courts ; elle peut reconnaître aussi une cause tout opposée ; un soulier trop large dans lequel le pied chevauche, des bas mal tendus, formant des plis, des inégalités, donnent tout aussi bien lieu aux cors lorsqu'on marche longtemps sur des pavés inégaux, durs, rabo-

teux et coniques ; alors le frottement continuel qu'exer-
cent le soulier et les bourrelets des bas sur les orteils
ou sur la plante des pieds, y détermine un point d'irritation d'où résulte un cor large et douloureux.

Le plus ordinairement le cor croît insensiblement et
ne devient douloureux que lorsqu'il est parvenu à une
certaine grosseur ; cela arrive toujours chez les personnes qui ont le système dermoïde naturellement dur,
et celles chez lesquelles il est mince et sensible éprou-
vent sur-le-champ l'incommodité du cor naissant ; elle
est semblable à celle que cause une ampoule, et si l'on
coupe la nouvelle excroissance, il en sort parfois une
liqueur séreuse et jaunâtre. Le cor abandonné à lui-
même, exposé au frottement journalier de la chaussure,
grossit, s'endurcit et devient moins douloureux les
jours subséquents qu'il ne l'était le premier jour ; ou
pour mieux dire, la douleur qu'il produit se modifie,
sans cesse, et prend le caractère spongitif et lancinant
qui distingue celle qu'occasionnent les cors aux pieds.

Les personnes dont la peau est fine, chez lesquelles
la sensibilité est développée, sont plus sujettes aux cors
que celles qui ont le système dermoïde plus inerte. C'est
une remarque constante, qu'il existe un grand nombre
d'individus qui n'ont jamais ou presque jamais de cors,
ou qui, du moins, n'en sont presque pas incommodés.
Les paysans s'en plaignent rarement ; les militaires,
accoutumés à des marches longues et fréquentes, y sont
en général insensibles ; cependant, il en est parmi eux
qui souvent n'entrent à l'hôpital que parce qu'ils ont
des cors tellement considérables, qu'ils excitent une
violente inflammation aux parties environnantes. Quelquefois cet accident est suivi de dépôts et de suppura-
tions qui ont des suites longues et fâcheuses et toujours
préjudiciables au service. Il serait sans doute convenable de soumettre de temps en temps les soldats à une
visite, afin de s'assurer de l'état de leurs pieds ; on exi-
gerait d'eux qu'ils se râpent les cors, dont ils ne sentent
point l'incommodité pendant le repos de la garnison,
mais qui, dans les marches, s'irritent et développent

une sensibilité qui oblige le fantassin à s'arrêter dans sa marche.

Jusqu'à présent, lorsqu'on s'apercevait qu'on avait un cor, on recourait tout de suite aux ciseaux, au canif ou au rasoir, et même on cherchait à arracher le cor avec l'ongle lorsqu'il était jeune, espérant qu'à l'aide de ce moyen le cor ne reviendrait plus. Chacun a son spécifique infaillible pour la guérison des cors : les uns y appliquent des emplâtres, des onguents, des cataplasmes, de l'extrait d'ail, des vésicatoires, des simples, tels que les feuilles de lierre, de pourpier, de joubarbe, etc. ; chacun vante et prône sa recette et lui attribue pour l'ordinaire des effets merveilleux ; mais, au résultat, tous ces moyens empiriques sont nuls ; ils procurent, il est vrai, quelques soulagements, sans pouvoir détruire la cause du mal.

Les caustiques sont aussi impuissants, sont souvent fort dangereux. Comment, en effet, borner le ravage de la pierre à cautère, de l'eau-forte, de l'huile de vitriol dont se servent certains pédicures ignorants pour détruire les cors? Nous avons vu maintes fois ces moyens exciter de dangereuses inflammations, attaquer les nerfs, les tendons et l'os même, et les exemples ne nous manqueraient pas si nous voulions citer des cas de gangrène, de pertes d'orteils, d'amputations partielles du pied à la suite d'un traitement aussi inconsidéré.

Le seul moyen que les chirurgiens recommandables par leurs lumières autorisent pour se débarrasser des cors est l'extirpation, et tous recommandent de procéder à cette opération à l'aide d'une aiguille du diamètre d'environ une ligne, de forme ronde, dont la pointe est émoussée ; cette aiguille doit être adaptée au manche d'un scalpel, afin de pouvoir la saisir avec facilité ; elle ne doit que peu varier dans sa forme, quelquefois cependant elle peut être d'une forme plate, à deux tranchants mousses, ainsi que la pointe. Cette dernière aiguille, telle que nous venons de la décrire, convient plus particulièrement pour extirper les cors intercalés entre les orteils, ou qui gisent entre la partie interne des phalanges.

On procède ordinairement à cette extirpation en isolant le cor des parties saines, au moyen d'une dissection pratiquée avec adresse. Nous avons vu un pédicure intelligent, M. ERLANGER, mettre le cor à découvert, arriver, avec son instrument, jusqu'à l'insertion la plus profonde de sa racine, sans faire sortir une goutte de sang, sans exciter la plus légère douleur; des personnes même accusaient, pendant cette petite opération, un continuel sentiment de plaisir, un agréable chatouillement.

Tous les chirurgiens s'accordent à recommander aux personnes qui veulent se faire extirper les cors de ne point se baigner les pieds dans de l'eau de savon ou autres ingrédients; les bains, en ramollissant ces excroissances, ramollissent encore davantage les parties saines qui les avoisinent; devenues plus sensibles, moins cohérentes, elles se présentent plus difficilement à l'opération. On verra que M. MOUSSIER-FIÈVRE donne aussi ce conseil à toutes les personnes qui font usage de ses limes sulfuriques.

Tel était le seul et vrai moyen employé jusqu'à présent pour soulager ou guérir une affection parfois très-douloureuse; mais maintenant que les Limes sulfuriques diamantées existent, on doit s'empresser d'y avoir recours. Cet instrument inoffensif peut et doit se trouver entre toutes les mains, et s'il ne guérit pas toujours, du moins constamment il soulage.

CHAPITRE II

Des durillons.

Les durillons diffèrent peu des cors dont nous venons de parler; ils réclament le même traitement. On détruira toujours ces callosités, qui se forment à la plante des pieds et au talon des personnes qui marchent longtemps et souvent, avec le secours des limes sulfuriques diamantées.

Les durillons sont l'effet de la compression de l'épiderme, dont les écailles superposées acquièrent une plus grande épaisseur ; aussi se voient-ils dans tous les endroits où cette compression s'exerce principalement, comme autour du talon, sur les saillies que forment les extrémités antérieures des os du métatarse aux éminences thénar et hypothénar, quelquefois dans la paume de la main, et plus particulièrement à la base du doigt articulaire.

Ces callosités servent à mettre la peau subjacente à l'abri de l'impression douloureuse que lui ferait éprouver l'action des corps comprimants, et toujours elles émoussent la sensibilité qui est en raison directe de la minceur de l'épiderme par lequel les houppes nerveuses cutanées sont recouvertes.

CHAPITRE III

Des oignons.

L'oignon est le nom que l'on a donné à des tumeurs inflammatoires, douloureuses, cuisantes, rouges, du volume et de la forme d'un oignon, qui viennent aux articulations des os du pied, ordinairement à celle des os du tarse.

Ces tumeurs sont toujours occasionnées par les souliers trop étroits, par le frottement incommode de chaussures dures, qu'augmente encore parfois une conformation vicieuse des orteils. La peau, irritée constamment, s'enflamme et altère presque toujours l'os et les parties situées au-dessous de la continuité de son irritation. Il y a toujours gonflement de l'os dans l'oignon, ce qui le distingue des cors, durillons et poireaux, qui ne consistent que dans l'altération organique de la peau.

Il est fort difficile de guérir ces tumeurs osseuses. Si on veut en tenter la cure, il faut mettre le pied à l'aise, garder le repos, lotionner la partie avec l'eau tiède de mauve, et y appliquer des cataplasmes émollients. Si l'os est un peu gonflé, s'il n'est pas altéré profondément, on peut espérer de ramener la tumeur à un point satisfaisant : s'il en est autrement, on ne doit espérer que du soulagement de l'emploi des mêmes moyens. La nature de la tumeur exclut l'application de toute espèce de remèdes excitants, emplastiques ou onguentaires que les charlatans ne manquent pas de consulter de tous les côtés, et toujours avec plus d'inconvénients que de profits.

Nous avouons que cette incommodité, lorsqu'on ne peut en obtenir la guérison, est des plus désagréables ; la douleur énorme qu'elle cause parfois va jusqu'au point de priver de la marche ceux qui en sont atteints, et les confine sur leur chaise avec une santé d'ailleurs fort bonne. On ne saurait donc trop recommander d'éviter les causes qui peuvent y donner lieu, et surtout les chaussures étroites ou trop dures, et les marches forcées. Si, malgré ces précautions, on en était attaqué, aussitôt qu'on en éprouvera les premières atteintes, on devra s'opposer de suite à leur accroissement par l'emploi des moyens convenables ; c'est-à-dire qu'on pratique les précautions indiquées pour les guérir, et surtout pour s'opposer à leur apparition.

S'il se développe sur l'éminence appelée oignon un cor ou durillon, on peut faire usage de la Lime avec le même avantage.

CHAPITRE IV

De la chaussure comme cause des cors et durillons.

De tout temps, les chaussures ont attiré l'attention comme un des points importants de l'hygiène ; mais si chez les Grecs et les Romains, où elles se composaient d'une simple semelle de cuir retenue par des cordons

noués diversement, ou tout au plus décorés d'orne-
ments accessoires et insignifiants, elles méritèrent la
sollicitude d'Hippocrate et de Galien, combien, à plus
forte raison, ne sont-elles pas dignes de celles des
médecins de nos jours, où formées d'une manière dure
et résistante et presque toujours collées plus ou moins
intimement aux pieds, elles les serrent douloureuse-
ment, au lieu de se borner à les protéger et à les cou-
vrir selon leur destination première!

Tel est en effet le but de toutes les chaussures, but
dont elles ne s'écartent jamais en faveur de l'élégance
des formes, qu'aux dépens de la facilité des mouvements et de la marche, de la solidité de la station et de
la conformation des parties. N'est-ce pas en effet à leur
étroitesse excessive qu'il faut attribuer tous ces cors
douloureux, résultat de la compression de l'épiderme,
et ces chevauchements incommodes dus à la constric-
tion des orteils, obligés de se contourner et d'empiéter
les uns sur les autres.

On obvierait à tous ces inconvénients et on ne serait
point affligé de cors et durillons si l'on se bornait à
l'usage d'une chaussure large, bien accommodée pour
la forme à celle du pied, c'est-à-dire arrondie par le
bout, au lieu d'être écarrée ou prolongée en pointe, et
fabriquée surtout avec un cuir souple, capable de céder
sans efforts à tous les mouvements que la marche oblige
d'exécuter.

Les bottes ont à cet égard un avantage sur les souliers ; car ces derniers, noués sur le cou-de-pied, com-
priment le nerf et les vaisseaux pédieux, et donnent
presque toujours lieu à un engourdissement désagréable
ou même douloureux des orteils. Cependant on doit
reprocher aussi aux bottes le désavantage d'entretenir
autour des jambes et des pieds une atmosphère animale
et humide, qui ramollit singulièrement la peau et la
rend très-sujette à se charger d'ampoules par l'effet de
l'attrition inséparable de la marche: aussi sont-elles par
cette raison fort gênantes pour les personnes obligées
à faire de longues routes, d'autant plus qu'étant moins

souples qu'une chaussure de toile, de laine ou de coton, elles nécessitent de plus grands efforts de la part des muscles extenseurs et fléchisseurs du pied.

Que dire aussi de ces talons énormes, oubliés si longtemps, et que nous voyons de nos jours se multiplier ? Inventés sans doute par un de ces riches oisifs dont l'esprit se torture toujours pour trouver des choses ridicules et propres uniquement à ceux que les convenances sociales condamnent à ne point faire usage de leurs jambes, une sotte manie d'imiter a pu seule les introduire parmi le peuple.

Nous ne saurions donc trop le répéter, la principale cause de toutes les maladies des pieds, de la déformation des orteils, des cors, durillons et oignons, est la première influence de la mode sur la chaussure ; le goût des petits pieds a entraîné la nécessité de souliers courts et étroits. Ne nous étonnons donc plus de trouver chez quantité de femmes de véritables luxations de l'astragale et du calcaneum.

CHAPITRE V

Soins à donner aux pieds pour prévenir leurs maladies.

L'hygiène des pieds est plus importante qu'on ne le pense, et malheureusement trop négligée de nos jours. Le défaut de propreté des pieds expose à plusieurs accidents. Les individus chez lesquels la transpiration des pieds est abondante contractent, s'ils conservent longtemps les mêmes bas ou les mêmes chaussures, des gerçures et des ulcères dont la cicatrisation peut devenir fort difficile. Aux excoriations de l'épiderme on doit joindre, dans beaucoup de cas, une odeur extrêmement fétide.

On ne saurait trop recommander aux personne, qu'elles soient affectées ou non par des cors ou durillons, de changer souvent de bas et de laver très-souvent leurs pieds, particulièrement pendant les chaleurs de l'été ; le contact avec cette partie d'un tissu quelconque, pénétré depuis plusieurs jours par la sueur, cause, à défaut d'inconvénients plus graves, un sentiment d'ardeur et de cuisson fort incommode. Il est inutile, dans l'état de santé, d'ôter à l'eau ses qualités naturelles par son mélange avec des substances aromatiques ; ces pédiluves, jamais nécessaires, peuvent avoir des inconvénients : qu'on lave seulement les pieds avec de l'eau simple ou animée par le savon, ou bien encore qu'on les nettoie avec un mélange d'eau et de pâte d'amandes amères ; les ablutions et lotions faites, les pieds seront plongés pendant quelque temps dans l'eau tiède et séchés avec du linge chaud.

Une partie importante de l'hygiène des pieds a pour objet l'état des ongles. Si les ongles sont mal coupés, ils pénètrent dans la chair ; il peut en résulter des maladies extrêmement douloureuses ; leur mauvaise conformation est l'effet ordinaire de la négligence avec laquelle on a coupé les portions excédantes ; quelques individus ne prennent pas ce soin : ils laissent grandir leurs ongles, et ceux-ci, après avoir acquis plusieurs pouces de longueur, se recourbent sur les orteils en forme de griffes et causent beaucoup d'incommodités pour la chaussure et la marche, et beaucoup de douleurs sur leurs racines, lorsqu'elles sont comprimées, même légèrement. D'autres personnes ont la très-mauvaise habitude de les déchirer au lieu de les couper. Rien n'est plus facile que la section des ongles ; les pédicures ont le soin de les couper en demi-cercle, suivant la configuration des orteils, précisément au niveau des parties molles ; ils retranchent leurs angles afin qu'ils ne piquent point, mais ils ne les coupent pas trop avant, pour ne point favoriser sans doute le développement de cette douloureuse maladie, appelée ongle rentrant dans les chairs ; ils nettoient la face interne ou postérieure de l'ongle en levant une partie de la surpeau qui recouvre la racine sans découvrir celle-ci ;

et enfin, pour donner plus de grâce à l'ongle, ils ratissent son bord libre avec une petite lime ou la pierre ponce.

CHAPITRE VI.

Des bons effets des Limes sulfuriques diamantées et de la manière d'en faire usage.

M. Moussier-Fièvre était depuis longtemps frappé de voir la chirurgie négliger la cure radicale de cors et durillons dont généralement peu de personnes sont exemptes. Il avait souvent aussi entendu parler des dangers que courent les personnes inexpérimentées qui veulent elles-mêmes se couper ou s'extraire des cors. Comme nous, il gémissait de voir des empiriques aussi ignorants que peu intelligents s'emparer de cette branche de l'art chirurgical, et joindre à l'exercice de la médecine pédicure le commerce de pommades ou onguents qu'ils disent propres à guérir les cors aux pieds. Ces médicaments, composés pour la plupart de substances corrosives, ont eu les plus funestes résultats. M. Moussier-Fièvre composa plusieurs pâtes chimiques, et, à l'aide de divers sulfates d'alumine et de potasse, il nous a assuré pour toujours un moyen économique, sûr et prompt, non-seulement de nous soulager des cors et durillons, mais encore de les guérir radicalement. Les Limes ont eu tout le succès qu'elles devaient avoir. Des concurrents jaloux ont voulu lui enlever la propriété de son invention, ils ont échoué ; et le gouvernement, par un brevet de perfectionnement, a assuré la propriété de cet industriel.

L'effet de ses Limes sulfuriques diamantées est très-prompt ; il n'est suivi d'aucune douleur, et surtout n'expose jamais à aucun accident. Ces Limes ne prennent point sur la partie vive ; aussi jamais une seule gouttelette de sang n'arrive, et dans un instant vous avez enlevé toute la superficie du cor. Un enfant qui serait atteint de cette affection pourrait lui-même se soulager à l'instant, enlever et détruire le cor qui procurerait de la douleur.

On concevra facilement l'efficacité de ces Limes; nous avons dit, en traitant des moyens rationnels de guérir les cors, qu'il suffisait d'enlever, avec une aiguille mousse, la partie dure, qui, appliquée contre une partie molle, est la seule cause de la souffrance qu'on endure. La Lime, qui agit en râpant, détruit toutes les molécules dures, les fait disparaître, et si vous faites usage plusieurs fois de la Lime, vous détruisez entièrement vos cors, verrues ou durillons. L'avantage de ce petit instrument, c'est que plus on s'en sert et plus les cors s'amortissent et finissent même par disparaître entièrement. Il faut que le pied soit sec pour se servir de la Lime; le matin est le moment le plus convenable pour en faire usage; aucune transpiration n'a lieu, on peut limer les cors et durillons parfaitement secs; il serait inutile de vouloir enlever avec la Lime plus que la superficie du cor, attendu que c'est cela seul qui occasionne la souffrance. Lorsque l'on sent que la Lime ne mord plus, le durillon est enlevé; on peut, avec avantage, mettre un corps gras pour adoucir. Cette pratique n'est pourtant pas de rigueur.

Une foule de contrefacteurs, avons-nous dit, ont cherché à imiter les Limes sulfuriques diamantées de M. Moussier-Fièvre, mais ils n'ont pu y parvenir; à défaut de succès, ils ont inondé les boutiques des marchands de chaussures de leurs ridicules contrefaçons, de leurs râpes douloureuses et inégales, qui sont totalement usées au bout de trois ou quatre applications, et qui n'ont encore aucun résultat.

Les médecins, nous n'en doutons pas, accorderont toute confiance à ces Limes sulfuriques diamantées; il les recommanderont de préférence à l'instrument tranchant dont on fait encore si fréquemment usage, et nous aimons à partager aujourd'hui, sur ces limes, l'opinion d'une société de médecins honorables, rédigeant *l'Économiste*, journal de santé publique, qui s'exprimaient ainsi sur leur compte dans leur feuille du 18 mars 1828 : « *L'Économiste* s'est imposé l'obligation de ne jamais rien annoncer dans ses colonnes en fait de moyens curatifs, ou de médicamens de toute espèce, que ceux dont il connaîtra parfaitement le mode de composition et les vertus bienfaisantes, car chaque jour le cerveau de nos charlatans et de nos empiriques fait éclore quelques remèdes nouveaux, beaucoup plus nuisibles qu'utiles, dans le seul but de faire des dupes, et de s'enrichir à leurs dépens. Nous n'envelopperons point dans cette proscription la nouvelle et utile découverte des Limes dites sulfuriques diamantées que nous devons à M. Moussier-Fièvre, qui franchement nous a initiés dans la composition inoffensive de ces Limes.

« Désormais leur usage pourra remplacer dans tous les cas l'instrument tranchant toujours dangereux, et même les charlatans-pédicures, dont les lourdes méprises viennent de temps en temps nous renouveler la funeste existence. »

Nous pensons que la bonté et l'utilité des Limes sulfuriques sont assez démontrées. Heureux si le lecteur a trouvé dans ce petit aperçu quelques conseils qu'il puisse mettre en pratique! Si nous nous faisons une loi dans, l'intérêt de l'humanité, de dévoiler ces empiriques, aussi dangereux que hardis, qui cherchent à accréditer une foule de remèdes nouveaux aussi funestes qu'inutiles, et appliqués la plupart du temps, sans discernement, à toute espèce de maladies, nous devions aussi rendre justice au mérite modeste, à l'homme qui, dans ses veilles, est animé de l'amour du bien public, et qui apporte dans toutes ses découvertes cet ardent désir d'être utile à ses semblables.

FIN.

Paris. — Typ. Morris et Comp., rue Amelot, 44.

www.ingramcontent.com/pod-product-compliance
Ingram Content Group UK Ltd.
Pitfield, Milton Keynes, MK11 3LW, UK
UKHW020153080726
13614UKWH00006B/2555